Bachblütentherapie für Einsteiger

Der umfassende Leitfaden zur Verwendung und Erforschung von Bachblüten zur Heilung, zum Wohlbefinden und zur Förderung der emotionalen Gesundheit

Mina Mong
Copyright@2024

INHALTSVERZEICHNIS

KAPITEL 1

EINFÜHRUNG

Im Bereich ganzheitlicher und alternativer Therapien ist die Bachblütentherapie eine einzigartige und faszinierende Methode, die in den 1930er Jahren von Dr. Edward Bach entwickelt wurde. Inspiriert von der Erkenntnis, dass emotionales Wohlbefinden eng mit körperlicher Gesundheit verbunden ist, nutzt diese Therapiemethode die wohltuenden Eigenschaften verschiedener Blütenessenzen, um das emotionale Gleichgewicht wiederherzustellen und das allgemeine Wohlbefinden zu verbessern.

Hintergrund:

Dr. Edward Bach, ein britischer Arzt und Bakteriologe, leistete durch seine bahnbrechende Arbeit bei der Entwicklung der Bachblüten-Heilmittel bemerkenswerte Beiträge auf dem Gebiet der ganzheitlichen Heilung. Bach war mit den traditionellen medizinischen Ansätzen seiner Zeit, die sich hauptsächlich mit körperlichen

Symptomen befassten, unzufrieden und erforschte den komplizierten Zusammenhang zwischen Emotionen und Wohlbefinden. Er war fest davon überzeugt, dass man durch die Behandlung emotionaler Ungleichgewichte nicht nur eine Linderung von psychischen Belastungen finden, sondern auch körperliche Beschwerden verhindern und heilen könne.

Angetrieben von einer tiefen Neugier und dem Wunsch nach sanften Heilmethoden widmete sich Bach der Erforschung der therapeutischen Eigenschaften verschiedener Blumen und Pflanzen. Durch umfangreiche Forschung und Experimente konnte er 38 verschiedene Blütenessenzen entdecken, die mit unterschiedlichen emotionalen Zuständen verbunden sind. Laut Bach glaubte man, dass diese Essenzen die Kraft haben, das Gleichgewicht und die Harmonie in der menschlichen Psyche wiederherzustellen.

Leitprinzipien:

Im Mittelpunkt der Bachblütentherapie steht die Überzeugung, dass echte Heilung dann stattfindet, wenn wir emotionale Ungleichgewichte erkennen und angehen. Im Gegensatz zur konventionellen Medizin, die sich auf die Behandlung der körperlichen Symptome einer Krankheit konzentriert, zielt die Bachblütentherapie darauf ab, den zugrunde liegenden emotionalen Zustand eines Menschen zu behandeln. Durch ein tiefes Verständnis und einen durchdachten Ansatz zielt die Therapie darauf ab, eine tiefgreifende Wirkung auf das allgemeine Wohlbefinden zu erzielen, die mentale, emotionale und physische Aspekte umfasst.

Das Kernprinzip dieser Therapie beruht auf Dr. Bachs Überzeugung, dass es wichtig ist, sich auf den Einzelnen und nicht nur auf die Krankheit zu konzentrieren. Dies unterstreicht den personalisierten und umfassenden Ansatz der Bachblütentherapie, der sich auf die Individualität jeder Person konzentriert und die Heilmittel individuell an ihre spezifischen emotionalen Bedürfnisse anpasst.

Entwicklung der Blütenessenzen:

Die Essenz der Bachblütentherapie liegt in den 38 Heilmitteln, die jeweils aus einer einzigartigen Blume oder Pflanze stammen. Dr. Bach war überzeugt, dass die inhärente Energie dieser Blumen genutzt werden könnte, um emotionale Heilung zu erleichtern. Der Prozess der Herstellung von Blütenessenzen beinhaltet das Einfangen der energetischen Essenz der Blume im Wasser durch Methoden wie Sonnenaufguss oder Kochen. Die fertige Essenz wird mit Alkohol konserviert und zur Verwendung als Heilmittel verdünnt.

Jede Blütenessenz ist mit einem bestimmten emotionalen Zustand oder Merkmal verbunden, das von Angst und Unsicherheit bis hin zu Verzweiflung und Desinteresse am gegenwärtigen Moment reicht. Mimulus wird beispielsweise mit bekannten Ängsten in Verbindung gebracht, während Aspen sich mit unsicheren oder ungeklärten Ängsten befasst. Durch ein tiefes Verständnis dieser emotionalen

Zustände können Einzelpersonen die am besten geeigneten Lösungen für ihre spezifischen Anforderungen finden.

Heilmittel der Natur:

Eines der bekanntesten Merkmale der Bachblütentherapie ist das Rescue Remedy, eine Kombination aus fünf Blütenessenzen, die speziell für Notsituationen und intensiven Stress entwickelt wurden. Das Rescue Remedy enthält eine Mischung aus Pflanzenextrakten, die harmonisch zusammenwirken und Linderung verschaffen. Diese Kombination soll in Situationen von Schock, Trauma oder starkem Stress sofortige Linderung bieten. Seine Anpassungsfähigkeit und Effizienz machen es zu einer bevorzugten Option für Personen, die in schwierigen Situationen schnelle emotionale Hilfe suchen.

Die Philosophie der Bachblütentherapie:

Die Bachblütentherapie basiert auf einer
Philosophie, die die Bedeutung des emotionalen
Wohlbefindens für die Erhaltung der allgemeinen
Gesundheit anerkennt. Dr. Bach glaubt, dass
Emotionen eine entscheidende Rolle bei der
Entstehung von Krankheiten spielen. Durch die
Wiederherstellung des emotionalen
Gleichgewichts kann der Körper seine
angeborenen Heilungsfähigkeiten aktivieren.
Dieser umfassende Ansatz erkennt die
gegenseitige Abhängigkeit von Geist, Körper und
Seele an und steht im Einklang mit
jahrhundertealten Bräuchen, die Wohlbefinden
als ein harmonisches Gleichgewicht im eigenen
Inneren betrachten.

Darüber hinaus erkennt die Bachblütentherapie
die Bedeutung der Individualität an und erkennt
an, dass der Ausdruck einer Krankheit durch den
einzigartigen emotionalen Zustand eines
Menschen beeinflusst wird. Durch die
Fokussierung auf individuelle emotionale
Ungleichgewichte zielt die Therapie darauf ab,

Selbstbewusstsein, persönliches Wachstum und Belastbarkeit zu fördern.

Die Harmonie von Natur und Heilung umarmen:

Ein bemerkenswertes Merkmal der Bachblütentherapie ist ihr starker Schwerpunkt auf der Nutzung der therapeutischen Eigenschaften der Natur. Dr. Bach war fest davon überzeugt, dass die reine Essenz der Natur die Lösung für die Wiederherstellung der Harmonie im menschlichen Geist ist. Durch die Nutzung von Blütenenergie und -essenz fördert diese Therapie eine tiefe Verbindung mit der Welt der Natur und unterstreicht deren zentrale Rolle bei der Steigerung des emotionalen Wohlbefindens.

Diese harmonische Mischung aus Natur und Heilung spiegelt ein jahrhundertealtes Verständnis wider, das die heilenden Eigenschaften von Pflanzen erkennt. Pflanzen genießen seit langem in verschiedenen Kulturen hohes Ansehen und werden wegen ihrer heilenden und spirituellen Eigenschaften geschätzt. Die Bachblütentherapie setzt diese alte Tradition fort, indem sie die Schwingungsenergien von Blumen nutzt, um das emotionale Wohlbefinden zu fördern.

Insgesamt zeichnet sich die Bachblütentherapie als ganzheitlicher und achtsamer Heilungsansatz aus, bei dem das emotionale Wohlbefinden als Eckpfeiler der allgemeinen Gesundheit im Vordergrund steht. Dr. Edward Bachs tiefgreifendes Engagement für die Erforschung des komplexen Zusammenhangs zwischen Emotionen und körperlichem Wohlbefinden hat eine bleibende Wirkung hinterlassen. Die Prinzipien der Therapie, die Entwicklung von Blütenessenzen und die einzigartige Philosophie unterstreichen den erheblichen Einfluss, den sie auf Menschen haben kann, die einen ganzheitlichen und individuellen Ansatz zur emotionalen Heilung suchen. Während wir die Tiefen der Bachblütentherapie erforschen, werden wir uns mit ihren Prinzipien, ihrer Anwendung und der laufenden Diskussion über

ihre Rolle im weiteren Bereich der ganzheitlichen
und konventionellen Medizin befassen.

KAPITEL 2

Dr. Edward Bachs Blütenessenzen

Dr. Edward Bachs tiefgreifende Erforschung der ganzheitlichen Heilung brachte eine Sammlung von 38 einzigartigen Blütenessenzen zum Vorschein, von denen jede die energetische Essenz einer bestimmten Pflanze enthält. Die in der Bachblütentherapie verwendeten Essenzen werden sorgfältig hergestellt, mit tiefem Respekt vor der Weisheit der Natur. Um die Bedeutung von Dr. Bachs Arbeit wirklich zu begreifen, ist es wichtig, sich mit dem Kern jedes Blütenmittels zu befassen und herauszufinden, wie diese organischen Elixiere effektiv ein breites Spektrum emotionaler Störungen bekämpfen.

Die 38 Heilmittel:

1. Agrimony (Agrimonia eupatoria): Agrimony wird oft mit Individuen in Verbindung gebracht, die ihren Schmerz unter einem fröhlichen Äußeren verbergen. Es befasst sich mit den

inneren Konflikten und Nöten, die hinter der
Fassade der Zufriedenheit liegen.

2. Aspen (Populus tremula): Aspen wird mit
mysteriösen oder unerklärlichen Ängsten in
Verbindung gebracht und dringt in die Tiefen
unbewusster Ängste ein, die schwer
auszudrücken oder zu verstehen sein können.

3. Buche (Fagus sylvatica): Buche ist ein
Heilmittel, das bei der Bekämpfung von
Intoleranz und kritischen Einstellungen helfen
kann. Es fördert eine freundlichere und
einfühlsamere Haltung gegenüber anderen.

4. Tausendgüldenkraut (Centaurium
umbellatum): Tausendgüldenkraut ist ideal für
Menschen, denen es schwerfällt, Grenzen zu
setzen, und die oft den Meinungen anderer
nachgeben, und bietet Unterstützung bei der
Entwicklung eines stärkeren
Durchsetzungsvermögens.

5. Cerato (Ceratostigma willmottianum): Cerato
ist oft mit Gefühlen der Unsicherheit und des

Zögerns verbunden. Ziel ist es, das Vertrauen in die eigenen Instinkte und Entscheidungsfähigkeiten zu stärken.

6. Kirschpflaume (Prunus cerasifera): Kirschpflaume untersucht die Angst vor Kontrollverlust und die Möglichkeit, irrationale Gedanken oder Handlungen zu erleben. Es fördert ein Gefühl der Ruhe und verbessert die kognitive Klarheit.

7. Kastanienknospen (Aesculus hippocastanum): Kastanienknospen sind nützlich für Menschen, denen es schwer fällt, aus ihren Erfahrungen zu lernen, da sie ihnen dabei helfen, die wertvollen Lektionen, die das Leben bietet, anzuerkennen und zu verinnerlichen.

8. Chicorée (Cichorium intybus): Chicorée wird mit Besitzgier und einem starken Verlangen nach Aufmerksamkeit in Verbindung gebracht. Es fördert einen mitfühlenden und fürsorglichen Umgang in Beziehungen.

9. Clematis (Clematis vitalba): Clematis ist perfekt für alle, die eine lebhafte Fantasie haben und dazu neigen, sich in ihren Gedanken zu verlieren. Es fördert eine tiefe Verbindung mit dem gegenwärtigen Moment und das Gefühl, verwurzelt und aufmerksam zu sein.

10. Holzapfel (Malus pumila): Holzapfel verkörpert die Idee der Reinigung und hilft, Gefühle des Selbstekels und den Wunsch nach körperlicher und geistiger Reinigung zu lindern.

11. Ulme (Ulmus procera): Ulme ist ein Heilmittel für Personen, die sich möglicherweise durch ihre Verpflichtungen belastet fühlen und Selbstzweifel verspüren. Es fördert ein Gefühl von Kompetenz und Selbstsicherheit.

12. Enzian (Gentiana amarella): Enzian kann helfen, Gefühle der Niedergeschlagenheit und Entmutigung zu lindern, insbesondere angesichts von Rückschlägen. Es fördert ein Gefühl der Hoffnung und Entschlossenheit.

13. Ginster (Ulex europaeus): Ginster wird oft mit einem Gefühl der Hoffnungslosigkeit und Verzweiflung in Verbindung gebracht. Es weckt ein neues Gefühl des Optimismus und des Vertrauens in positive Ergebnisse.

14. Heidekraut (Calluna vulgaris): Heidekraut wird oft mit der Konzentration auf sich selbst und dem ständigen Wunsch nach Gesellschaft in Verbindung gebracht. Es fördert eine Haltung der Empathie und Rücksichtnahme.

15. Holly (Ilex aquifolium): Holly erforscht Gefühle von Feindseligkeit, Eifersucht und Zweifel. Es fördert eine tiefe Wertschätzung für die Welt um uns herum und fördert Empathie und einen empfänglichen Geist.

16. Geißblatt (Lonicera caprifolium): Geißblatt ist perfekt für diejenigen, die die Schönheit der Nostalgie schätzen, da es ein tiefes Gefühl der Zufriedenheit und ein Gespür dafür fördert, den gegenwärtigen Moment zu umarmen.

17. Hainbuche (Carpinus betulus): Hainbuche ist bekannt für ihre Fähigkeit, geistige Müdigkeit und das Gefühl der Trägheit zu bekämpfen, das oft mit dem Beginn einer neuen Woche einhergeht. Es verjüngt den Geist und bringt die geistige Vitalität zurück.

18. Impatiens (Impatiens Glandulifera): Impatiens wird oft mit Gefühlen der Ungeduld und Reizbarkeit in Verbindung gebracht. Es fördert eine ruhigere und geduldigere Lebenseinstellung.

19. Lärche (Larix decidua): Lärche erforscht die komplexen Emotionen des Gefühls der Unzulänglichkeit und des Selbstzweifels. Es stärkt das Selbstbewusstsein und fördert den starken Glauben an die eigenen Fähigkeiten.

20. Mimulus (Mimulus guttatus): Mimulus eignet sich hervorragend, um spezifische Ängste einzelner Menschen anzugehen und zu überwinden, wie etwa die Angst vor Spinnen, vor Krankheiten oder vor öffentlichen Reden.

21. Senf (Sinapis arvensis): Senf erforscht die mysteriösen und unerwarteten Episoden tiefer Traurigkeit. Es erleuchtet und bringt Wärme, um emotionale Schatten zu überwinden.

22. Eiche (Quercus robur): Die Eiche ist ein Symbol für Stärke und Widerstandsfähigkeit und repräsentiert die Qualitäten von Entschlossenheit und Ausdauer. Es ist ein Beweis für die Kraft, über die eigenen Grenzen hinauszugehen. Es fördert die Anpassungsfähigkeit und das Verständnis für individuelle Grenzen.

23. Olive (Olea europaea): Olive ist bekannt für ihre Fähigkeit, Müdigkeit zu bekämpfen und die Verjüngung zu fördern, indem sie sowohl geistige als auch körperliche Erschöpfung bekämpft.

24. Kiefer (Pinus sylvestris): Kiefer wird mit Schuldgefühlen und Selbstvorwürfen in Verbindung gebracht. Es fördert Selbstakzeptanz und Vergebung.

25. Rote Kastanie (Aesculus carnea): Rote Kastanie hilft, übermäßige Sorgen und Ängste um das Wohlergehen anderer zu lindern. Es fördert den Glauben an die Fähigkeit anderer, ihr eigenes Leben selbstständig zu steuern.

26. Zistrose (Helianthemum nummularium): Zistrose hilft, starke Angst und Schrecken zu lindern und fördert Mut und Widerstandskraft, wenn man mit Herausforderungen konfrontiert wird.

27. Felsenwasser (Aqua petra): Felsenwasser ist ideal für diejenigen, die einen starken Hang zu Präzision und der Einhaltung hoher Standards haben. Es fördert die Anpassungsfähigkeit und die Selbstannahme.

28. Scleranthus (Scleranthus annuus): Scleranthus befasst sich mit den Herausforderungen der Unsicherheit und des inneren Kampfes. Es fördert das Gleichgewicht und die Festigkeit bei der Entscheidungsfindung.

29. Stern von Bethlehem (Ornithogalum umbellatum): Dieses Mittel bietet Unterstützung und Trost in schwierigen Zeiten und spendet Trost für diejenigen, die Traumata und Schocks erleben.

30. Die Edelkastanie (Castanea sativa): Die Edelkastanie lindert starke emotionale Belastungen und das Gefühl, an den Rand der Belastungsgrenze gebracht zu werden. Es erfüllt einen mit Optimismus und einem neu belebten Gefühl der Kraft.

31. Eisenkraut (Verbena officinalis): Eisenkraut ist ideal für diejenigen, die ihre Verantwortung sehr ernst nehmen und dazu neigen, sich selbst zu sehr anzustrengen. Es fördert ein ruhigeres und harmonischeres Vorgehen.

32. Weinrebe (Vitis vinifera): Weinrebe ist nicht förderlich für Aufgeschlossenheit und Anpassungsfähigkeit. Es fördert einen kollaborativeren und durchdachteren Führungsansatz.

33. Walnuss (Juglans regia): Walnuss bietet Unterstützung in Zeiten des Wandels und des Übergangs und hilft dem Einzelnen, sich an neue Situationen anzupassen.

Wasserveilchen (Hottonia palustris) ist eine wunderschöne Wasserpflanze, die jedem Wassergarten oder Teich einen Hauch von Eleganz verleihen kann. Seine zarten Blüten und leuchtend grünen Blätter machen ihn zu einem Favoriten bei Naturforschern und Gartenliebhabern gleichermaßen. Mit seiner Fähigkeit, in Feuchtgebieten zu gedeihen, ist Water Violet ein wahrer Beweis für die Wunder der Natur. Wasserviolett ist ideal für Personen, die gerne in Gesellschaft sind und manchmal als distanziert empfunden werden. Es fördert eine Denkweise, die ein größeres Gefühl der Verbundenheit mit anderen wertschätzt und fördert.

35. Die Weiße Kastanie (Aesculus hippocastanum): Weiße Kastanie hilft, den Geist zu beruhigen und zu beruhigen, indem sie anhaltende unerwünschte Gedanken und

geistiges Geschwätz lindert. Es fördert ein Gefühl
geistiger Klarheit und innerer Ruhe.

36. Wild Oat (Bromus ramosus): Wild Oat
erforscht die Gefühle der Unzufriedenheit und
Unsicherheit, die beim Nachdenken über die
eigene Lebensreise entstehen können. Es hilft
Einzelpersonen dabei, Sinn und Richtung zu
entdecken.

37. Wildrose (Rosa canina): Wildrose kann helfen,
Apathie und Resignation zu bekämpfen und
Begeisterung und Lebensfreude neu zu entfachen.

Willow (Salix vitellina): Willow erforscht
Ressentiments und die Erfahrung, sich wie ein
Opfer zu fühlen. Es fördert ein Gefühl der
Vergebung und eine optimistischere Perspektive.

Die Essenz der Heilung:

Jede Blütenessenz verkörpert einen bestimmten
Aspekt des emotionalen Wohlbefindens und
bietet die Möglichkeit, negative Emotionen

anzusprechen und in positive Eigenschaften umzuwandeln. Der Heilungsprozess erfordert ein tiefgreifendes Verständnis des eigenen emotionalen Terrains und die Wahl von Heilmitteln, die auf die individuellen Hindernisse abgestimmt sind. Die wahre Kraft der Heilung mit Bachblüten liegt in ihrer sanften Fähigkeit, das Gleichgewicht wiederherzustellen, das Selbstbewusstsein zu fördern und das persönliche Wachstum zu unterstützen.

Maßschneiderung und Individualisierung:

Was die Bachblütentherapie einzigartig macht, ist ihr Fokus auf Maßarbeit und Individualisierung. Im Gegensatz zu generischen Methoden erkennt und respektiert die Therapie die einzigartige emotionale Reise jedes Einzelnen. Ein Experte auf diesem Gebiet oder jemand mit umfassendem Wissen über Heilmittel kann nach sorgfältiger Beurteilung der emotionalen Zustände eine personalisierte Mischung aus Blütenessenzen herstellen.

Der personalisierte Ansatz ermöglicht ein tiefes Verständnis und eine gezielte Intervention und geht auf die spezifischen emotionalen Hindernisse ein, mit denen eine Person konfrontiert ist. Dieser personalisierte Ansatz spiegelt Dr. Bachs Überzeugung wider, dass es darum geht, den Einzelnen und nicht die Krankheit anzusprechen, und erkennt an, dass emotionale Ungleichgewichte von Person zu Person unterschiedlich sind.

Anwendung und Dosierung:

Die Anwendung von Bachblüten ist unkompliziert und leicht zu verstehen. Die Heilmittel werden normalerweise oral eingenommen, üblicherweise in Wasser verdünnt oder können direkt unter die Zunge aufgetragen werden. Die Dosierung lässt sich leicht an die individuellen Bedürfnisse anpassen. Es wird dringend empfohlen, die Essenzen regelmäßig und konsequent zu verwenden, um ihre kumulativen und transformativen Wirkungen voll auszuschöpfen. Umfangreiche Hilfestellung bei der Rettung:

Jedes der 38 Mittel hat seine eigene einzigartige Art, unterschiedliche emotionale Zustände anzusprechen, aber das Rettungsmittel zeichnet sich durch seine weitreichende Wirksamkeit aus. Diese besondere Kombination aus fünf Blütenessenzen bietet sofortige Hilfe in Momenten intensiven Stresses, Schocks oder Traumas. Ganz gleich, ob Sie mit einer unerwarteten Situation konfrontiert werden oder mit intensiven Gefühlen umgehen, das Rescue Remedy ist ein vielseitiges und weit verbreitetes Mittel zur sofortigen emotionalen Linderung.

Die Bedeutung des Praktizierenden erkennen:

Obwohl Bachblüten-Heilmittel von jedem verwendet werden können, kann die Anleitung eines erfahrenen Praktikers den Heilungsprozess verbessern. Ein erfahrener Bachblüten-Praktizierender kann Einzelpersonen bei der Auswahl der richtigen Heilmittel unterstützen, wertvolle Einblicke in ihr emotionales Wohlbefinden geben und individuelle

Unterstützung bei der Erstellung einer einzigartigen Mischung bieten. Das tiefe Verständnis und Wissen des Praktikers steigert die Wirksamkeit der Therapie erheblich und führt zu einer tieferen und transformativeren Erfahrung.

Dr. Bachs Vermächtnis und anhaltende Wirkung:

Der tiefgreifende Einfluss von Dr. Edward Bach lebt weiter, da Bachblüten weiterhin in modernen ganzheitlichen Heilansätzen angenommen und eingesetzt werden. Die zeitlose Anziehungskraft und weltweite Anerkennung dieser Heilmittel ist ein Beweis für ihre Einfachheit und Wirksamkeit. Der nachhaltige Einfluss von Dr. Bachs Arbeit beruht sowohl auf den praktischen Vorteilen der Arzneimittel als auch auf der zugrunde liegenden Philosophie, die die Therapie unterstützt.

Die Bachblütentherapie ist nach wie vor ein Leitbild im Bereich der ganzheitlichen Heilung und betont die tiefe Verbindung zwischen Emotionen, Geist und Körper. Die kontinuierliche Erforschung von Blütenessenzen und ihren

Anwendungen spiegelt den sich ständig verändernden Bereich des ganzheitlichen Wohlbefindens wider und verbindet zeitlose Weisheit mit zeitgenössischem Wissen.

Indem wir das Herzstück der Blütenessenzen von Dr. Edward Bach erforschen, entdecken wir einen reichen Teppich der heilenden Weisheit der Natur, der mit der Essenz des emotionalen Wohlbefindens verknüpft ist. Jede Blütenessenz stellt die zarte Verbindung zwischen Pflanzen und menschlichen Emotionen dar und bietet einen bestimmten Weg für persönliches Wachstum. Die 38 Heilmittel sind stark von Dr. Bachs starkem Glauben an das therapeutische Potenzial der natürlichen Welt beeinflusst und dienen immer noch als Inspirationsquelle für diejenigen, die Harmonie, Selbsterforschung und allgemeines Wohlbefinden suchen. Während wir die Welt der Bachblütentherapie erkunden, werden die einzigartigen Eigenschaften jeder Essenz deutlich und offenbaren einen reichen Heilungsteppich, der über die Zeit hinausgeht und mit der zeitlosen Weisheit der Natur verbunden ist.

KAPITEL 3

So funktioniert die Bachblütentherapie

Die Bachblütentherapie, ein ganzheitlicher Ansatz für emotionales Wohlbefinden, erkennt den Zusammenhang zwischen unseren Emotionen und unserer körperlichen Gesundheit an. Diese in den 1930er Jahren von Dr. Edward Bach entwickelte Therapie nutzt die Schwingungsenergie von Blütenessenzen, um das emotionale Gleichgewicht wiederherzustellen und den Heilungsprozess zu unterstützen. Um die Wirkungsweise der Bachblütentherapie zu verstehen, ist es notwendig, sich mit den Prinzipien der Schwingungsheilung, dem personalisierten Ansatz bei der Auswahl von Heilmitteln und der komplexen Beziehung zwischen Emotionen und allgemeinem Wohlbefinden zu befassen.

Schwingungsheilung:

Im Mittelpunkt der Bachblütentherapie steht die Idee der Schwingungsheilung. Dr. Bach glaubte fest an die Idee, dass jede Blume ihre eigene Schwingungsfrequenz hat, die mit bestimmten emotionalen Zuständen übereinstimmt. Bei der Gewinnung von Blütenessenzen wird die inhärente Energie der Blüten eingefangen und in Wasser eingeprägt, wodurch ein wirksames Heilmittel entsteht. Der Schwingungsabdruck wird sorgfältig mit Alkohol konserviert und später verdünnt, um das endgültige Heilmittel herzustellen.

Der menschliche Körper ist ein komplexes Energiesystem und Emotionen werden als bewegte Energie betrachtet. Wenn emotionale Ungleichgewichte auftreten, können sie den Energiefluss des Körpers stören, was zu körperlichen Beschwerden führen kann. Durch die Verwendung von Bachblüten kann man die gestörten Energiemuster effektiv wiederherstellen und so letztendlich die zugrunde liegende Ursache für emotionalen Stress und die daraus resultierenden körperlichen Manifestationen angehen.

Obwohl die Idee der Schwingungsheilung abstrakt erscheinen mag, steht sie im Einklang mit Prinzipien, die in verschiedenen traditionellen Heilsystemen entdeckt wurden. Praktiken wie Akupunktur, Ayurveda und Homöopathie erkennen das Vorhandensein subtiler Energiefelder im Körper und die Fähigkeit an, diese Energien zu beeinflussen, um Gleichgewicht und Wohlbefinden zu fördern.

Personalisierter Ansatz:

Ein besonderes Merkmal der Bachblütentherapie ist ihr Fokus auf Personalisierung. Dr. Bach betonte, wie wichtig es sei, sich auf den Einzelnen und nicht nur auf die Krankheit zu konzentrieren. Die Therapie erkennt an, dass zwei Personen mit ähnlichen körperlichen Symptomen abhängig von ihrem unterschiedlichen emotionalen Zustand von unterschiedlichen Heilmitteln profitieren können.

Der Prozess der Auswahl von Bachblüten-Heilmitteln erfordert eine gründliche Beurteilung des emotionalen Zustands einer Person. Eine Möglichkeit, dies zu erreichen, besteht darin, sich selbst zu reflektieren, sinnvolle Gespräche mit einem Praktiker zu führen oder spezielle Fragebögen zu verwenden, die versteckte emotionale Ungleichgewichte aufdecken können. Durch ein tiefes Verständnis der komplexen Emotionen können Experten oder Einzelpersonen die am besten geeigneten Blütenessenzen identifizieren, um die zugrunde liegenden Gründe für emotionales Ungleichgewicht anzugehen.

Jedes der 38 Bachblütenmittel ist mit einem bestimmten emotionalen Zustand oder Merkmal verbunden. Zur Veranschaulichung: Die Essenz Mimulus ist mit bekannten Ängsten verbunden, während Willow sich mit Gefühlen des Grolls und der Opferrolle befasst. Der personalisierte Ansatz garantiert, dass die ausgewählten Mittel auf die emotionalen Bedürfnisse jedes Einzelnen abgestimmt sind, was zu einer gezielteren und effizienteren Intervention führt.

Verabreichung und Dosierung von Heilmitteln:

Die Anwendung von Bachblüten ist einfach und leicht verständlich. Heilmittel werden üblicherweise oral eingenommen, indem man sie entweder unter die Zunge gibt oder in Wasser verdünnt. Die Dosierung und Häufigkeit der Behandlung hängt von der Schwere und Dauer der emotionalen Probleme ab. Für verschiedene Menschen kann es hilfreich sein, kleinere Mengen öfter oder größere Mengen seltener aufzutragen.

Bei der Bachblütentherapie ist es von entscheidender Bedeutung, einen einheitlichen Ansatz beizubehalten. Durch die konsequente Anwendung der ausgewählten Heilmittel wirken sich die energetischen Schwingungen allmählich auf den emotionalen Zustand aus und fördern so den Übergang zu einem besseren Gleichgewicht und einer besseren allgemeinen Gesundheit. Die sanfte und sichere Natur dieser Heilmittel macht sie für Menschen jeden Alters geeignet, vom kleinen Kind bis zum älteren Erwachsenen. Sie können in Verbindung mit anderen Behandlungsformen eingesetzt werden, ohne Schaden zu verursachen.

Behandlungsdauer:

Die Dauer der Bachblütentherapie kann je nach
Art und Intensität der emotionalen
Ungleichgewichte variieren. Bei verschiedenen
Personen kann es zu unterschiedlichen
Fortschritten kommen, wobei einige in akuten
Situationen schnelle Verbesserungen verspüren,
während andere bei chronischen oder
tiefgreifenden emotionalen Problemen
möglicherweise eine längere Behandlung
benötigen.

Es ist wichtig zu verstehen, dass die
Bachblütentherapie ein schrittweiser Prozess und
keine schnelle Lösung ist. Emotionale Heilung
erfordert einen schrittweisen Prozess, und die
Therapie betont, wie wichtig es ist, geduldig zu
sein und auf die sich ändernden emotionalen
Zustände zu achten. Wenn Fortschritte erzielt
werden, kann sich der Bedarf an bestimmten
Lösungen verschieben, was zu Änderungen an
der Arzneimittelmischung führt, um ein

kontinuierliches emotionales Wohlbefinden zu fördern.

Arten der behandelten Bedingungen:

Die Bachblütentherapie ist unglaublich wirksam bei der Behandlung einer Vielzahl emotionaler Ungleichgewichte. Hier sind einige der häufigsten Erkrankungen, die häufig behandelt werden:

1. Angst und Stress: Heilmittel wie Zistrose und Aspen können bei der Bewältigung allgemeiner Ängste oder spezifischer Ängste hilfreich sein.

2. Depression und Traurigkeit: Es gibt bestimmte Heilmittel wie Enzian und Senf, die möglicherweise Gefühle der Niedergeschlagenheit lindern können.

3. Ängste und Phobien: Mimulus und Cherry Plum können bei der Bewältigung von Ängsten hilfreich sein, unabhängig davon, ob sie bekannt oder irrational sind.

4. Aufbau von Selbstvertrauen und Selbstwertgefühl: Larch und Cerato können ausgewählt werden, um das Selbstvertrauen und

den Glauben an die eigenen Fähigkeiten zu stärken.

Dies sind nur einige Beispiele, und das breite Spektrum an Bachblüten-Heilmitteln ermöglicht einen detaillierten und individuellen Ansatz für verschiedene emotionale Zustände.

Kritiken und Debatten:

Trotz ihrer weit verbreiteten Anwendung wurde die Bachblütentherapie wegen ihrer begrenzten wissenschaftlichen Belege für ihre Wirksamkeit kritisiert. Das Verständnis der Schwingungsheilung und der subtilen Energien, die an dieser Therapie beteiligt sind, kann mit traditionellen wissenschaftlichen Ansätzen schwer zu quantifizieren sein. Daher bestehen bei manchen Ärzten Zweifel an der Glaubwürdigkeit der Bachblütentherapie.

Es gibt noch einen weiteren Aspekt, der oft diskutiert wird, nämlich den Placebo-Effekt. Skeptiker behaupten, dass die vermeintlichen

Vorteile von Bachblüten möglicherweise mit dem Placebo-Effekt zusammenhängen, bei dem Menschen Verbesserungen aufgrund ihres Vertrauens in das Mittel und nicht aufgrund seiner tatsächlichen Eigenschaften wahrnehmen. Obwohl der Placebo-Effekt ein wichtiger Faktor ist, den es bei jeder ganzheitlichen Therapie zu berücksichtigen gilt, argumentieren Befürworter der Bachblütentherapie, dass ihre Vorteile über bloße Andeutungen hinausgehen und auf den ausgeprägten Schwingungseigenschaften der Heilmittel beruhen.

Zusammenarbeit mit der Traditionellen Medizin:

Die Bachblütentherapie wird allgemein als ergänzender Ansatz zur Schulmedizin angesehen. Obwohl es medizinische Behandlungen nicht ersetzt, kann es begleitend dazu eingesetzt werden, um einen umfassenden Ansatz für Gesundheit und Wohlbefinden zu bieten. Viele Menschen finden Trost aus emotionalen Turbulenzen, indem sie die Bachblütentherapie in

ihre Behandlungsroutine für körperliche
Beschwerden integrieren.

Der personalisierte und sanfte Ansatz der
Bachblüten-Heilmittel macht sie zu einer
wertvollen Bereicherung für medizinisches
Fachpersonal. Integrative Gesundheitsmodelle,
die konventionelle und ganzheitliche Ansätze
kombinieren, erkennen an, wie wichtig es ist,
neben der körperlichen Gesundheit auch das
emotionale Wohlbefinden zu berücksichtigen, um
optimale Vorteile zu erzielen.

Die Bachblütentherapie macht sich die Schönheit
der Natur zu eigen und nutzt die Heilkraft der
Blumen, um emotionale Harmonie zu schaffen
und das Gleichgewicht wiederherzustellen. Der
personalisierte Ansatz garantiert, dass die
Therapie auf die unterschiedlichen emotionalen
Bedürfnisse jedes Einzelnen abgestimmt ist und
eine stärkere Bindung zum eigenen inneren
Selbst aufbaut. Trotz einiger Kritik behaupten
Befürworter, dass die Bachblütentherapie über
wissenschaftliche Untersuchungen hinausgeht

und den Bereich subtiler Energien und Schwingungsheilung erforscht.

Wenn Menschen mit der Erforschung der Bachblütentherapie beginnen, nutzen sie das tiefgreifende Heilpotenzial der Natur, um nicht nur das körperliche Wohlbefinden, sondern auch die mentalen und spirituellen Aspekte ihres Wesens wiederherzustellen. Der laufende Dialog zwischen Wissenschaft und ganzheitlichen Praktiken hält an, aber für viele Menschen bezeugen die konkreten Vorteile, die die Bachblütentherapie beobachtet, ihre dauerhafte Bedeutung für das Streben nach emotionalem Wohlbefinden und allgemeiner Gesundheit.

KAPITEL 4

Beratung und Diagnose in der Bachblütentherapie

Ausgehend von der Erkenntnis, dass emotionale Ungleichgewichte zu körperlichen Beschwerden beitragen können, legt die Bachblütentherapie besonderen Wert auf personalisierte und ganzheitliche Methoden. Im Mittelpunkt dieses Heilungsansatzes steht die Suche nach Führung und Verständnis, während ein Praktiker oder eine Einzelperson in das komplexe Reich der Emotionen eintaucht und entscheidende Ungleichgewichte aufspürt, die als Grundlage für die Auswahl geeigneter Heilmittel dienen. In dieser Untersuchung vertiefen wir uns in die Kunst der Beratung und Diagnose innerhalb der Bachblütentherapie und verstehen die Feinheiten der ersten Beurteilung, die Bedeutung der Anleitung durch den Arzt und die entscheidende Rolle der Auswahl von Heilmitteln, die auf individuelle emotionale Zustände zugeschnitten sind.

Die erste Einschätzung:

Der Weg zur emotionalen Heilung beginnt mit einer gründlichen Erstbewertung. Dieser Prozess erfordert ein tiefes Eintauchen in die emotionale Landschaft des Einzelnen und die Erforschung seiner Gedanken, Gefühle und Erfahrungen. Das Ziel besteht darin, ein tieferes Verständnis der unterschiedlichen emotionalen Hindernisse zu erlangen, mit denen die Person, die eine Therapie sucht, konfrontiert wird, unabhängig davon, ob sie von einem erfahrenen Fachmann angeleitet oder unabhängig durchgeführt wird.

1. Selbstreflexion und Fragebögen: Personen, die daran interessiert sind, ihre eigenen Emotionen zu verstehen, können speziell entwickelte Fragebögen verwenden oder an Reflexionsübungen teilnehmen, um die Emotionen zu identifizieren, die sie erleben. Diese Tools helfen Einzelpersonen dabei, ihre Gefühle zu artikulieren, und ermöglichen so einen strukturierteren Ansatz zur Selbstfindung.

2. Von Praktikern geleitete Konsultationen: Für diejenigen, die an der Fachkenntnis eines Praktikers interessiert sind, wird die Konsultation zu einem lebendigen und ansprechenden Prozess. Erfahrene Fachleute nutzen aufmerksames Zuhören und einfühlsames Fragen, um die verschiedenen Emotionen aufzudecken, die das gesamte emotionale Umfeld prägen. Die Förderung eines offenen Dialogs, aktives Zuhören und die Schaffung eines unterstützenden Umfelds sind die Grundprinzipien dieser Konsultationen.

3. Untersuchung emotionaler Zustände: Bei der Beurteilung geht es häufig darum, sich mit bestimmten emotionalen Zuständen wie Ängsten, Befürchtungen oder Unsicherheiten auseinanderzusetzen. Die Menschen werden ermutigt, ihre emotionalen Erfahrungen auszudrücken, wodurch der Praktiker ein besseres Verständnis für alle Muster oder Themen erhält, die sich möglicherweise auf ihr emotionales Wohlbefinden auswirken.

4. Die Grundursachen verstehen: Über oberflächliche Emotionen hinaus zielt die Konsultation darauf ab, die zugrunde liegenden Ursachen emotionaler Belastung zu identifizieren. Dabei kann es sich um die Erforschung von Lebensereignissen, Beziehungen oder Traumata handeln, die einen bleibenden emotionalen Eindruck hinterlassen haben. Ein tiefes Verständnis der zugrunde liegenden Faktoren ermöglicht eine präzisere und wirkungsvollere Auswahl der Bachblüten-Heilmittel.

Fachberatung:

Die Unterstützung eines erfahrenen Fachmanns kann unglaublich hilfreich sein, wenn es darum geht, die Feinheiten der emotionalen Heilung zu meistern. In der Bachblütentherapie erfahrene Praktiker verfügen über umfassende Kenntnisse der Heilmittel und zeichnen sich durch die Kunst des einfühlsamen Zuhörens aus. Sie unterstützen den Einzelnen gekonnt auf seinem Weg der Selbstfindung und helfen ihm bei der Auswahl der am besten geeigneten Heilmittel.

1. Ein tiefes Gefühl der Aufmerksamkeit und des Verständnisses kultivieren: Praktizierende schaffen eine nährende Atmosphäre durch aufmerksames Zuhören und das Zeigen von Verständnis. Die Emotionen einer Person zu verstehen und sich mit ihnen zu verbinden ist entscheidend für den Aufbau von Vertrauen und die Förderung einer offenen Kommunikation, die für den Heilungsprozess von entscheidender Bedeutung ist.

2. Intuitive Untersuchung: Erfahrene Praktiker nutzen die intuitive Untersuchung, um tiefere Schichten von Emotionen aufzudecken. Dazu gehört es, zum Nachdenken anregende Fragen zu stellen, die den Einzelnen dazu ermutigen, sich mit den Feinheiten seiner Gefühle auseinanderzusetzen und Gefühle zu artikulieren, die er möglicherweise nicht vollständig erkannt hat.

3. Bewertungsinstrumente: Praktiker können sich für die Einbindung von Bewertungsinstrumenten oder Fragebögen entscheiden, um den

Konsultationsprozess zu verbessern. Diese Tools bieten wertvolle Einblicke in emotionale Zustände und ermöglichen es Ärzten, ihre Anleitungen und Empfehlungen für Heilmittel individuell anzupassen.

4. Kollaborative Entscheidungsfindung: Die Konsultation ist ein kollaborativer Prozess, bei dem Experten eng mit Einzelpersonen zusammenarbeiten, um einen personalisierten Plan für ihre Bedürfnisse zu entwickeln. Indem sie Einzelpersonen in den Entscheidungsprozess einbeziehen, ermöglichen die Praktiker ihnen, eine aktive Rolle für ihr emotionales Wohlbefinden zu spielen.

Auswahl an Heilmitteln:

Nach einer gründlichen Bewertung besteht der nächste entscheidende Schritt darin, die Bachblüten-Heilmittel sorgfältig auszuwählen. Bei diesem Prozess geht es darum, die erkannten emotionalen Zustände mit den entsprechenden Blütenessenzen zu verbinden und die

Schwingungsqualitäten der Heilmittel mit den individuellen Bedürfnissen jedes Menschen in Einklang zu bringen.

1. Maßgeschneiderte Lösungen: Jeder Mensch ist anders und seine emotionalen Erfahrungen sind ebenso einzigartig. Die Kunst der Arzneimittelauswahl besteht darin, maßgeschneiderte Mischungen zu erstellen, die auf die einzigartigen emotionalen Ungleichgewichte jeder Person abzielen. Dies erfordert möglicherweise die Kombination mehrerer Heilmittel, um einen differenzierten und fokussierten Heilungsansatz zu entwickeln.

2. Emotionale Zustände verstehen: Experten nutzen ihr Verständnis der 38 Bachblüten-Heilmittel und wie sie sich auf verschiedene emotionale Zustände auswirken. Wenn jemand beispielsweise mit bestimmten Ängsten zu kämpfen hat, könnte ein Arzt Heilmittel wie Mimulus oder Aspen vorschlagen. Wenn emotionales Ungleichgewicht ein Problem darstellt und Selbstzweifel ein Faktor sind,

könnte Cerato eine geeignete Option sein, die man in Betracht ziehen sollte.

3. Lösungen im Laufe der Zeit anpassen: Emotionen ändern sich ständig und können sich im Laufe der Zeit entwickeln. Ein erfahrener Fachmann weiß, wie wichtig es ist, den emotionalen Zustand der Person konsequent zu beurteilen und die Mittelmischung entsprechend anzupassen. Diese Flexibilität gewährleistet, dass die Lösungen immer im Einklang mit den sich ändernden Anforderungen des Menschen bleiben.

4. Heilmittel für unmittelbare Situationen: In Zeiten intensiven Stresses, Traumas oder emotionalen Aufruhrs verlassen sich viele Praktiker auf das Rettungsmittel. Diese einzigartige Mischung aus fünf Blütenessenzen wurde speziell entwickelt, um sofortige Unterstützung und Linderung zu bieten. Rescue Remedy ist ein vielseitiges Tool, das in dringenden oder schwierigen Situationen eingesetzt werden kann.

Bei der Auswahl eines Heilmittels zu
berücksichtigende Faktoren:

1. Schlüsselemotionen: Das Erkennen der
Schlüsselemotionen ist bei der Auswahl des
geeigneten Mittels von entscheidender
Bedeutung. Ob es sich um Angst, Unsicherheit,
Traurigkeit oder eine Kombination verschiedener
Emotionen handelt, die Mittel werden sorgfältig
ausgewählt, um diese vorherrschenden Zustände
direkt anzugehen.
2. Aufdecken der Muster: Die Praktizierenden
beobachten und analysieren die konsistenten
emotionalen Muster oder Themen, die
auftauchen. Dies hilft bei der Auswahl von
Heilmitteln, die nicht nur unmittelbare Probleme
angehen, sondern auch darauf abzielen, tief
verwurzelte emotionale Muster zu durchbrechen.
3. Persönliche Vorlieben: Die Bachblütentherapie
schätzt und berücksichtigt persönliche Vorlieben
und Komfortniveaus. Die Menschen werden
ermutigt, sich aktiv an der Auswahl der Heilmittel
zu beteiligen und ihre Vorlieben und

Verbindungen zu bestimmten Essenzen zum Ausdruck zu bringen.

4. Vertrauen Sie Ihren Instinkten und achten Sie auf Ihre Umgebung: Sowohl Behandler als auch Einzelpersonen verlassen sich bei der Auswahl der Heilmittel auf ihre Intuition und Sensibilität. Man erkennt das empfindliche Gleichgewicht zwischen dem Individuum und den Heilmitteln, und die Praktiker verlassen sich oft auf ihre intuitiven Einsichten.

Überwachung des Fortschritts und Anpassung von Abhilfemaßnahmen:

Der Prozess der emotionalen Heilung ist einem ständigen Wandel unterworfen und die Verfolgung des Fortschritts ist ein wesentlicher Aspekt des Beratungs- und Heilmittelauswahlprozesses. Regelmäßige Kontrollen und laufende Beurteilungen tragen dazu bei, dass die ausgewählten Mittel im Einklang mit dem sich ändernden emotionalen Zustand der Person bleiben.

1. Ermutigender Dialog: Praktiker fördern eine offene und ehrliche Kommunikation mit Einzelpersonen und schaffen ein unterstützendes Umfeld, in dem sie ihre Erfahrungen mit den Arzneimitteln frei äußern können. Dieses Gespräch bietet wertvolle Einblicke in die Wirksamkeit der ausgewählten Mittel.

2. Veränderungen beobachten: Die Praktizierenden beobachten und notieren alle Veränderungen in den emotionalen Zuständen und achten dabei auf Veränderungen oder Verbesserungen. Das Beobachten positiver Veränderungen kann ein Zeichen dafür sein, dass die Arzneimittel gut wirken, während anhaltende Herausforderungen möglicherweise eine Neubewertung der Arzneimittelmischung erfordern.

3. Notwendige Anpassungen vornehmen: Ärzte können basierend auf den beobachteten Fortschritten Anpassungen an der Arzneimittelmischung vornehmen. Das Ausprobieren verschiedener Ansätze, die

Anpassung der Dosierungen oder die Neubewertung der anfänglichen Beurteilung, um etwaige emotionale Faktoren zu berücksichtigen, die möglicherweise übersehen wurden, könnten Teil des Prozesses sein.

4. Förderung der persönlichen Selbstbestimmung: Ziel des gesamten Prozesses ist es, den Einzelnen dabei zu helfen, ein tiefes Verständnis für ihr eigenes emotionales Wohlbefinden zu entwickeln. Praktiker unterstützen Einzelpersonen bei der Entwicklung eines tieferen Verständnisses für sich selbst und ihr Wohlbefinden und befähigen sie, die Verantwortung für ihre emotionale Gesundheit zu übernehmen.

Herausforderungen und Überlegungen:

Obwohl die Bachblütentherapie für ihren ganzheitlichen und individuellen Ansatz hoch geschätzt wird, gibt es bei der Beratung und Diagnose bestimmte Herausforderungen und Faktoren zu berücksichtigen.

1. Die Subjektivität von Emotionen: Emotionen
können von Person zu Person sehr
unterschiedlich sein, da es sich um zutiefst
persönliche und subjektive Erfahrungen handelt.
Die Beurteilung emotionaler Zustände und die
Auswahl von Heilmitteln können aufgrund der
subjektiven Natur der Angelegenheit eine große
Herausforderung sein.

2. Emotionale Zustände sind eng miteinander
verbunden und Veränderungen in einem Bereich
können sich auf andere Bereiche auswirken.
Erfahrene Profis

Entdecken Sie diese Feinheiten und erkennen Sie
die verschiedenen Aspekte des emotionalen
Wohlbefindens an.

3. Integration mit anderen Therapien: Viele
Menschen, die sich für die Bachblütentherapie
interessieren, nehmen möglicherweise auch an
anderen Therapieformen teil. Die Koordination
und Integration der Bachblütentherapie mit
anderen Behandlungsformen erfordert eine

effektive Kommunikation und Zusammenarbeit zwischen den Praktikern.

4. Heilen auf eine andere Art: Emotionale Heilung kann eine komplexe Reise mit Höhen und Tiefen sein. Praktiker helfen Einzelpersonen, die Höhen und Tiefen zu meistern, und betonen dabei, wie wichtig es ist, geduldig zu sein und einen umfassenden Ansatz für den Heilungsprozess zu verfolgen.

Im Bereich der Bachblütentherapie erfordert der Beratungs- und Diagnoseprozess ein empfindliches Gleichgewicht zwischen dem Wissen und Können des Praktikers und der persönlichen Erkundung des Einzelnen. Dabei geht es darum, emotionale Landschaften zu erkunden, Ungleichgewichte zu erkennen und Heilmittel auszuwählen, die auf die einzigartigen Schwingungsqualitäten jedes Menschen abgestimmt sind. Die erste Bewertung bildet die Grundlage für diese transformative Reise und bietet ein tieferes Verständnis des komplexen Bereichs der Emotionen. Die Anleitung des Arztes verbessert die Erfahrung durch die Einbeziehung von aktivem Zuhören, einfühlsamer Nachforschung und dem umfassenden Wissen des Arztes über Heilmittel.

Die Kunst, Bachblüten-Heilmittel auszuwählen, erfordert einen sorgfältigen und individuellen Ansatz, bei dem man die Feinheiten emotionaler Zustände, die Schwingungseigenschaften der Heilmittel und den komplizierten Tanz, den sie gemeinsam aufführen, erfassen muss. Die Verfolgung des Fortschritts trägt dazu bei, sicherzustellen, dass die Lösungen im Einklang mit der sich ständig verändernden emotionalen Umgebung bleiben, und gibt den Menschen die Möglichkeit, sich aktiv für ihr emotionales Wohlbefinden zu engagieren.

Durch den Beratungs- und Diagnoseprozess erweist sich die Bachblütentherapie als mehr als nur eine Möglichkeit, Symptome zu behandeln. Es bietet einen umfassenden Ansatz zum Verstehen und Ausbalancieren der komplexen Bandbreite an Emotionen in jedem Menschen. Es unterstreicht das Verständnis, dass echte Heilung mit dem Erkennen und Umgang mit den emotionalen Grundlagen des Wohlbefindens beginnt und zu einem tiefgreifenden Weg zu Gleichgewicht und Gelassenheit führt.

KAPITEL 5

Behandelte Erkrankungen durch Bachblütentherapie

Die Bachblütentherapie, ein ganzheitlicher Ansatz für emotionales Wohlbefinden, der in den 1930er Jahren von Dr. Edward Bach entwickelt wurde, bietet eine vielseitige und sanfte Methode zur Behandlung einer Vielzahl emotionaler Ungleichgewichte. Basierend auf der Erkenntnis, dass emotionales Wohlbefinden eng mit körperlicher Gesundheit verbunden ist, bietet diese Therapie eine Reihe von 38 einzigartigen Blütenessenzen. Jede Essenz wurde sorgfältig entwickelt, um auf bestimmte emotionale Zustände oder Zustände abzuzielen. Wenn wir uns mit den Beschwerden befassen, die mit der Bachblütentherapie behandelt werden, wird deutlich, dass ihre Wirksamkeit eine Reihe von Emotionen umfasst und Hilfe bei Angstzuständen, Depressionen, Furcht, geringem Selbstwertgefühl und verschiedenen anderen emotionalen Schwierigkeiten bietet.

Erkundung des emotionalen Terrains:

Die Grundlage der Bachblütentherapie ist das Verständnis, dass Emotionen eine entscheidende Rolle bei der Erhaltung der Gesundheit spielen. Wenn Emotionen im Einklang sind, fördern sie das allgemeine Wohlbefinden. Wenn die Emotionen jedoch aus dem Gleichgewicht geraten, können sie sich in körperlichen Symptomen äußern. Die 38 Bachblüten-Heilmittel dienen als Kanäle für die Schwingungsenergie der Blumen mit dem Ziel, das emotionale Gleichgewicht wiederherzustellen. Indem sie die Zusammenhänge unseres emotionalen Wohlbefindens verstehen und annehmen, unterstützen diese Heilmittel den Heilungsprozess und fördern ein tiefes Gefühl des inneren Gleichgewichts.

1. Angst und Stress: - Häufige Heilmittel: Zistrose, Mimulus, Aspen. Leider bin ich nicht sicher, was Sie fragen. Könnten Sie bitte weitere Informationen bereitstellen? Bereitgestellte Informationen: Bachblüten sind weithin für ihre

Wirksamkeit bei der Linderung verschiedener Arten von Ängsten und Stress bekannt. Rock Rose wird üblicherweise zur Behandlung akuter Ängste oder Panik eingesetzt, während sich Mimulus auf bekannte Ängste konzentriert und Aspen speziell auf vage oder unerklärliche Ängste abzielt. Die beruhigende Wirkung dieser Heilmittel hilft Menschen dabei, Stresssituationen müheloser zu bewältigen.

2. Depression und Traurigkeit: - Häufige Heilmittel: Enzian, Senf, Edelkastanie - Zusammenfassung: Wenn Sie mit Gefühlen der Niedergeschlagenheit oder anhaltenden Traurigkeit konfrontiert werden, bieten Bachblüten-Heilmittel sanfte Unterstützung. Enzian kann zur Überwindung von Gefühlen der Entmutigung eingesetzt werden, Senf wird bei tiefsitzender Niedergeschlagenheit gewählt und Edelkastanie hilft in Momenten tiefer Verzweiflung. Diese Heilmittel konzentrieren sich darauf, die Last der Depression zu lindern und ein Gefühl der Hoffnung und Widerstandsfähigkeit zu fördern.

3. Angst und Phobien: - Gängige Heilmittel: Mimulus, Kirschpflaume, Zistrose - Hier ist eine Beschreibung: Finden Sie durch die Bachblütentherapie eine gezielte Linderung Ihrer Angst, egal ob spezifisch oder generalisiert. Mimulus hilft bei der Bewältigung bereits bekannter Ängste, Kirschpflaume kann bei der Bewältigung irrational erscheinender Ängste oder der Angst vor Kontrollverlust hilfreich sein und Rock Rose bietet Unterstützung in Momenten intensiver Angst oder Panik. Durch das Verständnis des Wesens der Angst befähigen diese Heilmittel den Einzelnen, mutig und selbstbewusst an das Leben heranzugehen.

4. Stärkung des Selbstvertrauens und des Selbstwertgefühls: - Effektive Lösungen: Lärche, Cerato, Kiefer - Erklärung: Bachblüten helfen dabei, das Selbstvertrauen und das Selbstwertgefühl wiederherzustellen. Larch wird für Personen ausgewählt, denen es möglicherweise an Selbstvertrauen mangelt, Cerato bietet Unterstützung für diejenigen, die möglicherweise Unsicherheiten über ihre eigenen

Entscheidungsfähigkeiten haben, und Pine bietet
Unterstützung für Personen, die möglicherweise
die Last von Schuldgefühlen oder
Selbstvorwürfen tragen. Diese Mittel fördern ein
positives Selbstbild und ermöglichen es dem
Einzelnen, seinen Wert und seine Fähigkeiten
anzuerkennen.

5. Unsicherheit und Unentschlossenheit: -
Gängige Heilmittel: Cerato, Scleranthus, Wild
Oat - Beschreibung: Sich unsicher zu fühlen und
nicht in der Lage zu sein, Entscheidungen zu
treffen, kann überwältigend sein, aber
Bachblüten-Heilmittel bieten spezifische Hilfe.
Cerato wird für Personen ausgewählt, die auf
externe Bestätigung angewiesen sind,
Scleranthus unterstützt diejenigen, die vor der
Wahl zwischen Alternativen stehen, und Wild Oat
bietet Unterstützung für Personen, die mit
Orientierungslosigkeit im Leben zu kämpfen
haben. Diese Mittel können Ihnen helfen, Klarheit
zu gewinnen und Entscheidungen mit Zuversicht
zu treffen.

6. Sich überwältigt und verzweifelt fühlen: - Häufige Heilmittel: Ulme, Edelkastanie, Stern von Bethlehem - Beschreibung: In Zeiten intensiver Emotionen und Not spenden Bachblüten-Heilmittel Trost. Ulme wird für Menschen ausgewählt, die sich durch zahlreiche Verantwortungen belastet fühlen, Sweet Chestnut bietet Trost in Zeiten intensiver Not und Star of Bethlehem hilft Menschen, die mit einem plötzlichen Schock oder Trauma zurechtkommen. Diese Mittel können Ihnen helfen, ein Gefühl der inneren Stärke und Widerstandskraft wiederzugewinnen.

7. Wut und Groll: - Gängige Heilmittel: Holly, Willow, Beech - Hier ist eine Beschreibung: Unkontrollierte Wut und Groll können sich nachteilig auf den emotionalen Zustand eines Menschen auswirken. Holly wird wegen starker Wut- oder Hassgefühle ausgewählt, Willow befasst sich mit Ressentiments und dem Gefühl, Opfer zu sein, und Beech wird wegen mangelnder Toleranz verwendet. Diese Heilmittel helfen dem Einzelnen, den Weg zur Vergebung

zu finden, und fördern emotionale Befreiung und
Heilung.

8. Trauer und Verlust: – Häufige Heilmittel:
Stern von Bethlehem, Edelkastanie, Geißblatt –
Beschreibung: Der Umgang mit Kummer und
Kummer erfordert zärtliche Hilfe, und
Bachblüten-Heilmittel spenden Trost. Die Blume
des Sterns von Bethlehem ist für ihre heilenden
Eigenschaften bekannt und bietet Trost für
Menschen, die einen Schock oder ein Trauma
erlebt haben. Edelkastanie hingegen spendet
Trost in Zeiten tiefer Trauer. Schließlich ist
Honeysuckle ein unterstützender Begleiter für
Menschen, denen es schwerfällt, die
Vergangenheit loszulassen. Diese Heilmittel
können den Trauerprozess unterstützen und den
Einzelnen dabei unterstützen, im weiteren
Verlauf Akzeptanz zu finden.

9. Unsicherheit und Sorgen: – Häufige Heilmittel:
Lärche, Rote Kastanie, Weiße Kastanie –
Beschreibung: Bachblüten helfen, Gefühle der
Unsicherheit und anhaltenden Sorgen zu lindern.

Lärche ist hilfreich für Personen, denen es möglicherweise an Selbstvertrauen mangelt, während Rotkastanie von denen gewählt wird, die dazu neigen, sich übermäßig um andere zu sorgen. Weiße Kastanie hingegen hilft dabei, den Geist zu beruhigen und sich wiederholende Gedanken zu reduzieren. Diese Mittel fördern ein Gefühl der Ruhe und des Friedens.

10. Zu den Mitteln gegen Traumata und Schocks gehören Stern von Bethlehem, Zistrose und Kirschpflaume. Überblick: Erfahrungen, die zutiefst belastend und unerwartet sind, können langfristige Auswirkungen auf unser emotionales Wohlbefinden haben. Die Blume des Sterns von Bethlehem unterstützt den Heilungsprozess nach einem Trauma, während die Zistrose in Momenten akuter Angst oder Panik Unterstützung bietet. Kirschpflaume wird ausgewählt, um intensive innere Unruhen zu bewältigen. Diese Mittel fördern die emotionale Belastbarkeit und unterstützen den Genesungsprozess.

11. Beziehungsherausforderungen: - Gängige Heilmittel: Tausendgüldenkraut, Zichorie, Stechpalme - Hier ist eine Beschreibung: Die Feinheiten von Beziehungen zu verstehen, kann emotional herausfordernd sein. Tausendgüldenkraut wird für Menschen ausgewählt, denen es schwer fällt, sich durchzusetzen, Zichorie hilft bei Besitzgier oder übermäßiger Sorge um geliebte Menschen und Holly bietet Unterstützung für diejenigen, die mit starken Gefühlen wie Wut oder Eifersucht zu kämpfen haben. Diese Mittel fördern eine harmonischere Art, mit anderen in Kontakt zu treten und ein emotionales Gleichgewicht zu erreichen.

12. Überlastung und Burnout: - Häufige Heilmittel: Ulme, Eiche, Olive - Zur Verfügung gestellte Informationen: Erschöpfung und übermäßige Arbeitsbelastung können einen erheblichen Einfluss auf den emotionalen Zustand eines Menschen haben. Ulme wird für Personen ausgewählt, die sich durch ihre Verantwortung belastet fühlen, Oak bietet

Unterstützung für diejenigen, die an ihre Grenzen gehen, und Olive hilft bei der Erholung von Erschöpfung. Diese Mittel fördern einen ganzheitlichen Ansatz für Arbeit und Selbstfürsorge.

Maßgeschneiderte Behandlungspläne:

Das Besondere an der Bachblütentherapie ist der Fokus auf individuelle Behandlungspläne. Durch die Kombination der 38 Heilmittel kann man personalisierte Mischungen erstellen, die auf spezifische emotionale Bedürfnisse eingehen. Ein erfahrener Experte oder Personen mit umfassenden Fachkenntnissen analysieren sorgfältig die emotionale Situation und erstellen einen individuellen Plan zur Bewältigung spezifischer Hindernisse. Dieser maßgeschneiderte Ansatz erkennt die Einzigartigkeit emotionaler Erfahrungen an und ermöglicht eine gezielte und präzise Intervention.

Jemand, der sich beispielsweise ängstlich, unsicher und überfordert fühlt, könnte durch eine

Kombination verschiedener Naturheilmittel Linderung finden. Eine Möglichkeit könnte darin bestehen, Mimulus zu verwenden, um bestimmte Ängste anzugehen, Larch, um das Selbstbewusstsein zu stärken, und Elm, um das Gefühl der Überforderung anzugehen. Dieser personalisierte Ansatz verkörpert Dr. Bachs Überzeugung, den Einzelnen und nicht die Krankheit anzusprechen, und erkennt an, dass emotionale Ungleichgewichte von Person zu Person unterschiedlich sind.

Integration mit anderen Therapien:

Die Bachblütentherapie ist unglaublich vielseitig und kann ein breites Spektrum an Therapiemodalitäten wunderbar ergänzen, egal ob sie konventioneller oder ganzheitlicher Natur sind. Es fügt sich mühelos in umfassende Wellnessprogramme ein und bietet emotionale Unterstützung, die andere Behandlungsmethoden ergänzt. Die Zusammenarbeit mit medizinischem Fachpersonal garantiert einen ganzheitlichen Ansatz für Gesundheit und Wohlbefinden.

1. Psychiatrie-Praktiken: - Einbeziehung: Die Bachblütentherapie kann eine wertvolle Ergänzung zu Beratung, Psychotherapie oder anderen Psychiatrie-Praktiken sein. Die emotionale Unterstützung, die diese Mittel bieten, ergänzt die therapeutische Auseinandersetzung mit Emotionen in Beratungsgesprächen.

2. Ganzheitliche Wellness-Programme: - Integration: Die Einbindung der Bachblütentherapie in ganzheitliche Wellness-Programme verbessert den umfassenden Gesundheitsansatz. Diese Zusammenarbeit kann Ernährung, Bewegung, Achtsamkeitsübungen und andere ergänzende Modalitäten umfassen, die einem ganzheitlichen Ansatz entsprechen.

3. Geist-Körper-Praktiken: - Integration: Die Integration der Bachblütentherapie in Geist-Körper-Praktiken wie Yoga oder Meditation verstärkt die emotionale Unterstützung, die während dieser Übungen geboten wird. Die Schwingungsqualitäten der Heilmittel stehen im

Einklang mit den ganzheitlichen Prinzipien der Geist-Körper-Integration.

4. Körperliche Gesundheitsbehandlungen: - Integration: Unter Berücksichtigung des emotionalen Wohlbefindens neben körperlichen Gesundheitszuständen kann die Bachblütentherapie eine wertvolle Ergänzung zur Behandlung sein. Die Aufrechterhaltung des emotionalen Gleichgewichts ist entscheidend für den Aufbau von Widerstandskraft und die Unterstützung der körpereigenen Heilungsfähigkeiten.

5. Bildungsworkshops und Ressourcen: - Integration: Entdecken Sie Bildungsworkshops und Ressourcen, die wertvolle Werkzeuge für Einzelpersonen bieten, um ihre Selbstfürsorgeroutinen zu verbessern. Angehörige der Gesundheitsberufe können dieses Verständnis in ihre Praxis integrieren und so die emotionale Unterstützung, die sie ihren Klienten bieten, bereichern.

Die Bachblütentherapie mit ihrem breiten
Spektrum an Heilmitteln, die auf unterschiedliche
emotionale Zustände zugeschnitten sind, dient
als sanfter und dennoch wirkungsvoller Begleiter
auf dem Weg zum emotionalen Wohlbefinden.
Durch das Verständnis des tiefen
Zusammenhangs zwischen Emotionen und
körperlichem Wohlbefinden bietet dieser
umfassende Ansatz Hilfe bei einer Vielzahl von
Beschwerden. Wenn Menschen mit
Angstgefühlen, Depressionen oder geringem
Selbstwertgefühl konfrontiert werden, können sie
Trost in den Heilkräften der Bachblüten suchen.
Da die Therapie weltweite Anerkennung erlangt,
spiegelt sie Dr. Bachs Vision einer Welt wider, in
der emotionales Gleichgewicht zu allgemeinem
Wohlbefinden und einem tiefen Gefühl der Ruhe
führt.

KAPITEL 6

Integration der Bachblütentherapie mit der Schulmedizin

In der sich ständig verändernden Welt des Gesundheitswesens besteht ein wachsendes Interesse daran, ergänzende und alternative Therapien mit der konventionellen Medizin zu kombinieren. Bei der Bachblütentherapie, einem sanften und ganzheitlichen Ansatz für das emotionale Wohlbefinden, ist das nicht anders. Da die Menschen immer mehr Wert auf eine ganzheitliche und individuelle Gesundheitsversorgung legen, bietet die Integration der Bachblütentherapie in die konventionelle Medizin einen hoffnungsvollen Weg zur Verbesserung des allgemeinen Wohlbefindens. In dieser Untersuchung befassen wir uns mit den Prinzipien der Integration, dem kollaborativen Potenzial beider Modalitäten und dem ganzheitlichen Ansatz zur Patientenversorgung, der entsteht, wenn diese Welten zusammenkommen.

Bausteine der Integration:

Die Verbindung zwischen Bachblüten-Therapie und Schulmedizin basiert auf dem gegenseitigen Engagement, das Wohlergehen des Patienten in den Vordergrund zu stellen. Während die Schulmedizin dazu neigt, das körperliche Wohlbefinden in den Vordergrund zu stellen, berücksichtigt die Bachblütentherapie die emotionalen und mentalen Aspekte der Gesundheit. Durch die Einbeziehung dieser Modalitäten wird der Zusammenhang zwischen emotionalem Wohlbefinden und allgemeiner Gesundheit und Heilung anerkannt.

1. Umfassende Patientenversorgung: - Umfassende Beurteilung: Die Einbeziehung der Bachblütentherapie erfordert einen umfassenden Ansatz zur Beurteilung des Einzelnen, der nicht nur seine körperlichen Symptome, sondern auch sein emotionales Wohlbefinden berücksichtigt. Dieser ganzheitliche Ansatz ermöglicht es Gesundheitsdienstleistern, die miteinander verbundenen Elemente des Wohlbefindens zu

berücksichtigen und so ein tieferes Verständnis
der allgemeinen Gesundheit des Patienten zu
fördern.

2. Individuelle Behandlungspläne: -
Maßgeschneiderte Ansätze: Sowohl die
Bachblütentherapie als auch die Schulmedizin
erkennen und respektieren die Individualität
jedes Menschen. Durch die Kombination dieser
verschiedenen Ansätze wird es möglich,
individuelle Behandlungspläne zu entwickeln, die
nicht nur die körperliche Diagnose, sondern auch
die emotionalen und mentalen Aspekte der
Erfahrung des Patienten berücksichtigen.

3. Förderung der emotionalen Belastbarkeit: -
Emotionale Unterstützung: In der traditionellen
Medizin wird häufig die Behandlung spezifischer
Krankheiten oder Beschwerden priorisiert. Die
Einbeziehung der Bachblütentherapie bietet ein
zusätzliches Maß an Unterstützung, indem sie
sich auf emotionale Ungleichgewichte
konzentriert, die Widerstandsfähigkeit fördert

und die Fähigkeit des Patienten verbessert, mit den Schwierigkeiten einer Krankheit umzugehen.

4. Förderung der Selbstbestimmung der Patienten: - Förderung der aktiven Beteiligung: Mit einem ganzheitlichen Ansatz befähigt die integrative Pflege die Patienten, eine aktive Rolle in ihrem Heilungsprozess zu übernehmen. Die Bachblütentherapie mit ihrem Fokus auf Selbstwahrnehmung und Eigenverantwortung steht im Einklang mit dieser Philosophie. Patienten werden ermutigt, sich aktiv an ihrer Behandlung zu beteiligen, wodurch ein Gefühl der Selbstbestimmung und Kontrolle über ihre Gesundheit gefördert wird.

Gemeinsam in Aktion arbeiten:

Die Partnerschaft zwischen Bachblütentherapie und Schulmedizin manifestiert sich in verschiedenen Aspekten der Patientenversorgung. Von der Diagnose über die Behandlung bis hin zur laufenden Unterstützung verbessert die nahtlose Integration dieser Modalitäten das gesamte Gesundheitserlebnis.

1. Diagnostische Harmonie: - Emotionale Beurteilung: Ärzte, die sowohl in der Bachblütentherapie als auch in der konventionellen Medizin erfahren sind, führen zusätzlich zu den herkömmlichen diagnostischen Verfahren umfassende emotionale Beurteilungen durch. Dieser zweigleisige Ansatz ermöglicht ein umfassendes Verständnis des emotionalen Terrains des Patienten und liefert wertvolle Erkenntnisse für den gesamten Diagnoseprozess.

- Effektive Kommunikation: Gesundheitsdienstleister aus verschiedenen Bereichen arbeiten zusammen, um effektiv zu kommunizieren und ein gemeinsames Verständnis über den Gesundheitszustand des Patienten zu erlangen. Integrative Teams schaffen eine unterstützende Atmosphäre, die die Bedeutung von Emotionen im Diagnoseprozess anerkennt und zu einem

tieferen Verständnis der allgemeinen Gesundheit
des Patienten führt.

2. Behandlungssynergie: - Kombinierte
therapeutische Ansätze: Die Einbindung der
Bachblütentherapie in traditionelle
Behandlungspläne bietet eine zusätzliche Ebene
emotionaler Unterstützung, die bestehende
Methoden ergänzt. Beispielsweise kann einer
Person, die sich in einer Krebsbehandlung
befindet, zusätzlich zu herkömmlichen
Behandlungen Bachblüten zur Linderung von
Angstgefühlen, Ängsten oder emotionalem Stress
verabreicht werden. Dieser Ansatz zielt darauf ab,
die therapeutische Gesamtwirkung zu
maximieren.

- Die Verbindung zwischen Geist und Körper: Die
Bachblütentherapie erkennt die tiefe Verbindung
zwischen Geist und Körper an. Die Einbeziehung
dieses Standpunkts in traditionelle Therapien
unterstreicht die Bedeutung der Berücksichtigung
des emotionalen Wohlbefindens als integralen
Aspekt der gesamten Heilungsreise. Die

Betonung der Verbindung zwischen Geist und Körper fördert einen umfassenden und patientenorientierten Ansatz in der Gesundheitsversorgung.

3. Unterstützung nach der Behandlung: - Emotionale Genesung: Nach der Behandlung können die Menschen eine Vielzahl von Emotionen erleben, die mit ihrer Gesundheitsreise verbunden sind. Integrative Pflege geht über die reine körperliche Genesung hinaus und unterstützt auch die emotionale Belastbarkeit. Die Anwendung der Bachblütentherapie kann für Personen von Nutzen sein, die beim Übergang ins Leben nach der Behandlung Emotionen wie Unsicherheit, Trauer oder Angst verspüren.

- Förderung von Gesundheit und Wohlbefinden: Die Bachblütentherapie konzentriert sich sowohl auf reaktive als auch auf präventive Ansätze. Integrative Pflegepläne können eine kontinuierliche emotionale Unterstützung beinhalten, um das Wiederauftreten emotionaler

Ungleichgewichte zu verhindern. Dieser proaktive Ansatz steht im Einklang mit dem umfassenderen Ziel, das allgemeine Wohlbefinden zu fördern und das Wiederauftreten körperlicher Symptome zu verhindern.

4. Kommunikation und Koordination: - Kollaborative Gruppen: Die integrative Versorgung betont die Bedeutung der Zusammenarbeit zwischen Gesundheitsdienstleistern mit unterschiedlichem Hintergrund, um die Patientenergebnisse zu verbessern. Konsequente Kommunikation und Koordination stellen sicher, dass die emotionalen Aspekte nahtlos in die Patientenversorgungspläne integriert werden.

- Den Patienten in den Mittelpunkt der Entscheidungsfindung stellen: Durch die Einbeziehung der Bachblütentherapie wird dem Einzelnen die Möglichkeit gegeben, eine aktive Rolle bei der Entscheidungsfindung zu übernehmen, die sich auf sein emotionales

Wohlbefinden auswirkt. Der Aufbau effektiver Kommunikationswege zwischen Ärzten und Patienten schafft eine nährende Atmosphäre, in der sich der Einzelne wertgeschätzt, ermutigt und aktiv an seinem Weg zur Heilung beteiligt fühlt.

Bei der Integration zu berücksichtigende Faktoren:

Bei der Kombination der Bachblütentherapie mit der konventionellen Medizin ist es wichtig, die Komplexität dieses kollaborativen Ansatzes sorgfältig zu bewältigen.

1. Einwilligung und Präferenzen des Patienten: - Informierte Entscheidungen: Das Verständnis und die Einholung der Einwilligung sind in der integrativen Versorgung von entscheidender Bedeutung. Es ist wichtig, Patienten sowohl über konventionelle als auch über Bachblüten-Therapieansätze zu informieren, damit sie fundierte Entscheidungen hinsichtlich ihrer Behandlungsmöglichkeiten treffen können. Die

Wertschätzung der Patientenpräferenzen garantiert einen patientenzentrierten und kollaborativen Ansatz.

2. Ausbildung und Kompetenz der Ärzte: - Integrative Ausbildung: Gesundheitsdienstleister, die sich mit integrativer Pflege befassen, sollten über ausreichende Ausbildung und Fachwissen sowohl in der konventionellen Medizin als auch in der Bachblütentherapie verfügen. Dies gewährleistet eine reibungslose Einbindung der emotionalen Unterstützung in das umfassendere Gesundheitssystem.

3. Evidenzbasierte Praxis: - Forschung und Evidenz: Ein evidenzbasierter Ansatz verbessert die Integration der Bachblütentherapie in die konventionelle Medizin. Kontinuierliche Forschung und das Sammeln von Beweisen tragen dazu bei, die Glaubwürdigkeit und Akzeptanz integrativer Praktiken innerhalb der Gesundheitsgemeinschaft zu etablieren.

4. Kommunikation und gemeinsame Aufzeichnungen: - Offene und ehrliche Kommunikation: Eine offene und klare Kommunikation zwischen Ärzten ist für eine erfolgreiche integrative Pflege von entscheidender Bedeutung. Durch den Schwerpunkt auf die Privatsphäre des Patienten fördert die Verwendung gemeinsamer Krankenakten einen einheitlichen und kooperativen Ansatz bei der Patientenversorgung.

5. Patientenaufklärung: - Stärkung der Patienten: Integrative Pflege betont die Bedeutung der Aufklärung der Patienten über die harmonische Beziehung zwischen verschiedenen Modalitäten. Die Aufklärung der Patienten fördert ein besseres Verständnis der Prinzipien, die integrativen Ansätzen zugrunde liegen, und fördert realistische Erwartungen und aktive Beteiligung.

Erfolgsgeschichten und Fallstudien:

Die Wirksamkeit der integrativen Pflege wird oft durch Fallstudien aus dem wirklichen Leben und

Erfolgsgeschichten hervorgehoben. Wenn Menschen über ihre Erfahrungen mit der konventionellen Therapie und der Bachblütentherapie sprechen, tauchen interessante Muster der emotionalen Heilung und eines verbesserten Wohlbefindens auf. Diese Geschichten zeigen, wie wirkungsvoll die Kombination verschiedener Ansätze zur Unterstützung des allgemeinen Wohlbefindens ist.

1. Fallstudie: Krebsüberleben: - Hintergrund: Jemand, der gegen Krebs gekämpft hat und sich derzeit einer Chemotherapie unterzieht, verspürt möglicherweise ein erhöhtes Gefühl von Unbehagen und Besorgnis im Zusammenhang mit dem Behandlungsverfahren. Traditionelle medizinische Ansätze zielen in erster Linie auf die physischen Aspekte von Krebs ab, während die integrative Pflege die Bachblütentherapie zur Behandlung emotionaler Belastungen einbezieht.

- Intervention: Dem Patienten wird Mimulus gegen Ängste, Rock Rose gegen Angstzustände und Star of Bethlehem zur

Traumawiederherstellung verschrieben. Die Einbeziehung der Bachblütentherapie spielt eine entscheidende Rolle bei der Verringerung des Angstniveaus und ermöglicht es den Patienten, die Chemotherapie besser zu bewältigen und zu ertragen.

2. Erfolgsgeschichte: Behandlung chronischer Schmerzen: Hintergrund: Ein Patient mit chronischen Schmerzen sucht nach einer integrativen Pflege, um seine Schmerzbehandlungsbedürfnisse ganzheitlicher zu erfüllen. Die traditionelle Medizin konzentriert sich auf die Behandlung der körperlichen Schmerzsymptome, während die Bachblütentherapie zur Förderung des emotionalen Wohlbefindens eingesetzt wird.

- Intervention: Dem Patienten wird Agrimony verschrieben, um emotionalen Schmerz zu verbergen, Willow, um etwaige Ressentiments im Zusammenhang mit dem Schmerz zu lindern, und Oak, um die Widerstandsfähigkeit zu fördern. Das Erkennen und Annehmen emotionaler Unterstützung kann einen tiefgreifenden Einfluss auf die Schmerzbewältigung, den Stressabbau und das allgemeine Wohlbefinden haben.

3. Fallstudie: Psychische Gesundheit und Depression: - Hintergrund: Eine Person, die mit Depressionen zu kämpfen hat, unterzieht sich einer traditionellen Psychotherapie und nimmt verschriebene Medikamente ein. Dennoch bleibt ein anhaltendes Gefühl der Trostlosigkeit und des Pessimismus bestehen. Die integrative Pflege umfasst die Bachblütentherapie, um die zugrunde liegenden emotionalen Ursachen von Depressionen anzugehen.

- Intervention: Dem Patienten wird Gentian verschrieben, um das Gefühl der Niedergeschlagenheit zu überwinden, Sweet Chestnut, um tiefe Verzweiflung zu lindern, und Willow, um das Gefühl der Opferrolle zu bekämpfen. Die Einbeziehung emotionaler Unterstützung verbessert die psychotherapeutische Intervention und führt zu einem umfassenderen und umfassenderen Ansatz für die psychische Gesundheit.

Herausforderungen und zukünftige Richtungen:

Obwohl die potenziellen Vorteile der Kombination der Bachblütentherapie mit der konventionellen Medizin ermutigend sind, gibt es immer noch Hindernisse und Faktoren, die berücksichtigt werden müssen.

1. Akzeptanz und Verständnis: - Anerkennung der Fachkompetenz: In bestimmten Bereichen der medizinischen Gemeinschaft besteht möglicherweise immer noch eine gewisse Skepsis gegenüber der Bachblütentherapie. Es ist von entscheidender Bedeutung, das Bewusstsein und die Wertschätzung für die Vorteile der Therapie zu fördern, um Akzeptanz und Zusammenarbeit zu fördern.

- Patientenaufklärung: Die Sensibilisierung der Patienten für die harmonische Beziehung zwischen Bachblütentherapie und konventioneller Medizin trägt dazu bei, eine sachkundigere und selbstbewusstere Gruppe von Verbrauchern im Gesundheitswesen zu schaffen.

2. Forschungs- und Evidenzbasis: - Umfangreiche Forschung: Kontinuierliche Forschung ist unerlässlich, um eine starke Evidenzbasis zu schaffen, die die Kombination der Bachblütentherapie mit traditioneller Medizin unterstützt. Durchdachte Studien erhöhen die Glaubwürdigkeit und Akzeptanz integrativer Praktiken.

3. Kollaborative Schulungsprogramme: - Interdisziplinäre Schulung: Kollaborative Schulungsprogramme, die Gesundheitsdienstleistern Kenntnisse sowohl in konventionellen als auch ganzheitlichen Modalitäten vermitteln, würden die integrative Versorgung erheblich verbessern. Dieser ganzheitliche Ansatz garantiert eine einheitlichere und kooperativere Gesundheitsversorgung.

4. Regulatorische Überlegungen: - Standardisierung und Regulierung: Gewährleistung der Patientensicherheit und Qualität der Pflege durch die Festlegung von Standards und Vorschriften für die Praxis der

Bachblütentherapie im breiteren Gesundheitsrahmen. Die Zusammenarbeit zwischen Regulierungsbehörden kann dazu beitragen, einheitliche Praktiken zu etablieren.

5. Integration in Gesundheitssysteme: - Institutionelle Integration: Die Integration der Bachblütentherapie in Gesundheitssysteme erfordert Anpassungen der institutionellen Richtlinien und Praktiken. Ein ganzheitlicher Ansatz auf institutioneller Ebene fördert eine reibungslose Zusammenarbeit und verbessert die Patientenversorgung.
Die Kombination von Bachblütentherapie und konventioneller Medizin stellt eine wunderbare Verbindung zwischen emotionalem und körperlichem Wohlbefinden dar. Da sich die Gesundheitslandschaft ständig verändert, ist es wichtig, komplementäre und ganzheitliche Ansätze zu integrieren, um eine umfassende und patientenzentrierte Versorgung zu gewährleisten.
Die Prinzipien der Integration betonen die gegenseitige Abhängigkeit von emotionalem Wohlbefinden und körperlicher Gesundheit und

führen zu einem umfassenderen Verständnis der persönlichen Gesundheitswege.

Die inspirierenden Erzählungen und Beispiele aus dem wirklichen Leben, die in die integrative Pflege eingebettet sind, verdeutlichen die unglaubliche Kraft, die es hat, im Gesundheitswesen sowohl das emotionale als auch das körperliche Wohlbefinden zu berücksichtigen. Trotz der Hindernisse sind die Fortschritte bei der Förderung einer stärkeren Verbindung zwischen der Bachblütentherapie und der Schulmedizin ein Beweis für den gemeinsamen Wunsch, das allgemeine Wohlbefinden zu verbessern.

Innerhalb der integrativen Pflege, in der Emotionen und körperliche Gesundheit miteinander verflochten sind, entdecken Einzelpersonen einen ganzheitlicheren und stärkenden Ansatz für ihren Heilungsweg. Wenn die Welten der traditionellen Medizin und der Bachblütentherapie zusammenkommen, entsteht ein harmonischer Ansatz für eine ganzheitliche

Pflege. Dieser Ansatz umfasst alle Aspekte der menschlichen Gesundheit und des Wohlbefindens und schafft eine Vision für ein umfassendes Gesundheitsparadigma.

DAS ENDE